Calisthenics

Muskeln & Kraft aufbauen ohne Geräte durch Training mit dem eigenen Körpergewicht

von Eric Rise

1. Auflage Februar 2016
Copyright © 2016 Eric Rise
All rights reserved.

ISBN: 1530002702
ISBN-13: 978-1530002702

Hinweis

Alle Rechte vorbehalten. Das Werk einschließlich aller Inhalte ist urheberrechtlich geschützt. Nachdruck oder Reproduktion, gesamt oder auszugsweise, sowie die Einspeicherung, Verarbeitung, Vervielfältigung und Verbreitung mit Hilfe elektronischer Systeme, gesamt oder auszugsweise, ist ohne schriftliche Genehmigung des Autors untersagt. Alle Übersetzungsrechte vorbehalten.

Inhalt

I. Der Begriff „Calisthenics" 7
   Das Workout aus den Ghettos 10
   Der Anspruch an die Muskeln 12
   Erwartungen an das Workout 13
   Outdoor Gym statt Fitnessstudio 16

II. Übungen mit dem eigenen Körpergewicht 18
   Der Einstieg in diesen Sport 18
   Beachtenswertes 23
   Änderung der Ernährung 23

III. Trainingsmethoden 28
   Die Grundübungen 28
   Übungen für Fortgeschrittene 42
   Übungen für Profis 62
   Der perfekte Trainingsplan 70
   Verhinderung von Verletzungen & Überbelastungen
   73

Rechtliches & Impressum 76

Eric Rise

I. Der Begriff „Calisthenics"

Der Begriff „Calisthenics" stammt aus dem Griechischen und setzt sich aus den beiden Worten kalos („schön") und sthenos („Kraft") zusammen. Es handelt sich hierbei um ein körperliches Training, welches aus Bewegungen besteht, die zwar einfach, aber auch rhythmisch sind. Kennzeichnend für diese „Sportart" ist, dass keine speziellen Trainingsgerätebenötigt werden.

Calisthenics ist also eine Art kreatives Training mit dem eigenen Körpergewicht. Dabei ist es der Spaß an der Bewegung, der hier im Vordergrund steht. Da das Betätigungsfeld sehr breit gefächert ist, ist das Training sowohl für Anfänger, als auch für Fortgeschrittene perfekt geeignet. Denn bei der Ausübung dieser Sportart, können die unterschiedlichsten individuellen Ziele verfolgt werden. Egal, ob man Muskeln aufbauen will, die allgemeine Fitness steigern möchte, spezielle Moves oder Bewegungen erlernen will oder einfach abnehmen will, mit Calisthenics kann man seine Suche nach der perfekten Sportart beenden. Diese Sportart bietet für jeden etwas.

Da bei Calisthenics keine eigens dafür entwickelten Trainingsgeräte zum Einsatz kommen, spielen Fitnessstudios nicht wirklich eine Rolle. Jedoch bestehen zwischen konventionellen Kraftsportlern und den Calesthenicern zahlreiche Vorurteile. Verfechter der Fitnessstudios vermissen beim Training mit dem eigenen Körpergewicht beispielsweise, dass bestimmte Muskelgruppen nicht gezielt isoliert trainiert werden können und die Gewichtsintensität nicht progressiv gesteigert werden kann. Jedoch bietet Calisthenics für jedes Leistungsniveau anspruchsvolle Übungen und nie endende Herausforderungen.

Calisthenics wird zugesprochen, dass es die allgemeine Gesundheit fördert, denn schließlich findet das Training im Freien statt. Dadurch gewöhnt sich der Körper allmählich an verschiedene Faktoren, wie etwa Kälte, Bakterien oder Pollen und lernt diesen erfolgreich zu trotzen und gesund zu bleiben. Gleichzeit wird aber auch die mechanische Gesundheit gefördert. Denn der Körper wird ganzheitlich und vor allem auch abwechslungsreich trainiert. Durch das Training im Fitnessstudio können sich zwar auch schnelle Erfolge einstellen, jedoch besteht hierbei das Risiko, dass die Übungen zu einseitig wirken und den Körper weniger fordern, als er eigentlich aushalten würde. Bei Calisthenics dagegen sind stets mehrere Muskelgruppen in die Übungen involviert. Weitere Vorteile sind, dass das Training jederzeit völlig ortsunabhängig durchgeführt werden kann und man sich den Beitrag fürs Fitnessstudio sparen kann.

Vor allem Anfänger haben hohe Erwartungen an Calisthenics. Denn die Kombination aus allgemeiner Kör-

Calisthenics

perbeherrschung, Ausdauer und Kraft, die man durch das Training erreichen kann, klingt vielversprechend. Nicht umsonst hat sich das kraftraubende Workout zur Trendsportart etabliert.

Damit auch die Ästhetik in die Bewegungsabläufe einfließen kann, sind jedoch einige gewisse Grundvoraussetzungen von Nöten. So benötigt man beispielsweise eine gewisse Grundsubstanz an Muskelmasse, die für die nötige Kraft und Eleganz bei der Ausführung der Übungen sorgt.

Eric Rise

Das Workout aus den Ghettos

Entstanden ist die neue Sportart in den US-amerikanischen Städten, um genauer zu sein, in deren Ghettos. Doch das Street-Workout, was sich dort aufgrund mangelnden Zugangs zu Fitnessstudios und Geräten entwickelt hat, hat mittlerweile auch langsam aber sicher Deutschland erobert.

Denn trotz der Tatsache, dass Calisthenics ursprünglich aus Ghettos stammt, leben die Übungen eine gewisse Eleganz aus. So sind nicht nur die Sportler selber begeistert, sondern vor allem auch die Zuschauer. Die Straße wird zum neuen Trainingsplatz auserkoren. Allerlei Arten und Variationen von Stahlstangen bilden das Grundgerüst für die Übungen bei Calisthenics. US-amerikanische Gruppen wie „Bartendaz", „Bar-Barians" und „Bar-Starzz" sind die Vorreiter des Street-Workouts und das englische Wort „bars" für Stahlstangen, das in vielen Gruppennamen steckt, zeigt wofür sie leben.

Über die Jahre hinweg hat sich die Szene der Calisthenics international verbreitet. Neben den USA als Ursprungsland, feiert die Bewegung vor allem in Osteuropa seinen Triumph. In Riga fand im Jahr 2011 übrigens auch die erste von der World Street Workoutand Calisthenics Föderation veranstaltete Weltmeisterschaft in Calisthenics / Street Workout statt. Seitdem wiederholen sich diese jährlich.

Mittlerweile ist Calisthenics aber nicht nur das bloße Krafttraining ohne Geräte, wie es auf den Straßen Amerikas entstanden ist. So achten die Sportler heutzutage auch auf Aspekte wie die richtige Ernährung und genügend Regeneration, um den Muskelaufbau zu fördern.

Eric Rise

Der Anspruch an die Muskeln

Calisthenics spricht die Muskeln des eigenen Körpers auf besondere Art und Weise an. Egal ob Einsteiger- oder Profi-Moves, das tägliche Training kann für jeden individuell angepasst werden. Bei Calisthenics wird nur das genutzt, was die Umgebung zu bieten hat. Das heißt, dass die einzigen „Trainingsgeräte", die bei Calisthenics zum Einsatz kommen, Treppengeländer, Parkbänke, Baugerüste und Ähnliches sind.

Doch was macht Calisthenicsso besonders? Warum trainieren immer mehr Männer und Frauen im Freien? Warum ist das Gym nicht mehr der alleinige Favorit? Ganz klar, die Bewegung von Calisthenics geht weit über die Übungen im Fitnessstudio hinaus. Das heißt, dass sie wesentlich komplexer sind und somit auch das Zusammenspiel aller Muskeln fördern. Eine funktionelle Muskelentwicklung, die umfassend ist, ist das Resultat. Dabei steigert sich auch die Fitness. Zahlreiche Dinge, die sich mit dem konventionellen Training im Kraftraum nicht erreichen lassen.

Calisthenics

Erwartungen an das Workout

Das Workout ist so perfekt aufgebaut, dass Geübte, Profis oder auch Anfänger miteinander trainieren können. Die Übungen können je nach Fitnessgrad und Trainingslevel in unterschiedlichen Varianten ausgeführt werden, einmal schwerer, einmal leichter.

Muskeln wachsen nicht von heute auf morgen. Diesem Umstand sollte man sich bewusst sein. Beginnt man von Null an, ist sicher einiges an Durchhaltevermögen erforderlich. Dennoch gibt es bei den Grundübungen Varianten, welche sich auch für absolute Anfänger eignen. Die Zahl der Wiederholungen der ausgeführten Übungen kann stetig gesteigert werden, bis die anspruchsvollere Variante ausgeführt werden kann, und dies solange bis man seine persönlichen Ziele erreicht hat.

Dabei sind es nicht nur Männer, die diesen neuen Fitnesstrend für sich entdecken, es gibt auch viele Frauen, die bereits Calisthenics praktizieren.

Unterschiedliche Erwartungen sind bei diesem Workout gewiss. So gibt es Personen, die sich in ihrem eigentlichen Sport weiterentwickeln wollen und Calisthenics deswegen ausführen. Andere lieben einfach den Sport im Freien. Auf jeden Fall aber gibt das Street-Workout nötige Kraft, eine nie gesehene Körperkontrolle und auch Stabilität.

Bei Calisthenics gilt, wie in jedem anderen Sport auch, Übung macht den Meister. Bevor man also mit intensivem Training beginnt, sollte man gewisse Grundlagen schaffen. Mit den Basisübungen, wie Kniebeugen, Klimmzüge, Beinheben oder Liegestützt tastet man sich langsam an diese Grundlagen heran um im weiteren Verlauf des Trainings dann irgendwann einmal richtig imposante Übungen absolvieren zu können, wie die „Human Flag".

Die Basisübungen werden übrigens deswegen als solche bezeichnet, weil alle nachfolgenden Übungen letzten Endes darauf aufbauen.

Die Erwartungen beim Training werden jedoch häufig viel zu hoch angesetzt. So heißt es in Insider-Kreisen, dass jeden Tag mindestens so lange trainiert werden muss, bis man an seine eigenen Leistungsgrenzen gerät. Eine derartige Belastung kann allerdings anfangs viel zu groß sein, da sich der Körper an diese enorme Belastung erst einmal gewöhnen muss. Mit stetig steigendem Pensum kann die Belastbarkeit des Körpers kontinuierlich erhöht werden.

Es sollte nicht vergessen werden, dass der Körper gewisse Ruhephasen braucht. Denn wer jeden Tag trainiert und das auch noch sehr intensiv, wird nicht zwangsläufig stärker oder hat schnellere Fortschritte.

Calisthenics

Das Training, wird es ohne Pausen ausgeführt, kann so zu Übertraining werden. Aus dieser mangelnden Regeneration können Verletzungen und bleibende Schäden resultieren, welche sich häufig auch gerne erst Jahre später bemerkbar machen. Dies gilt es in jedem Fall zu vermeiden. Die Regeneration der Muskeln hängt von vielen Einflüssen ab. Stress im Beruf und zusätzliche Forderungen durch die Familie können die Regeneration behindern. Eine bessere Regeneration erreicht man beispielsweise, wenn man seinen Arbeitsalltag weniger gestresst erlebt.

Wie das genaue Workout abläuft, richtet sich also nach diversen Faktoren. So kann von Aspekten wie Zeit der Regeneration, aktueller Leistungsstand, wie stark man trainieren möchte, wie viel Zeit neben dem Beruf bleibt und wie es mit der aktuellen Stresssituation beziehungsweise dem sozialen Umfeld aussieht alles mit einfließen.

Im Fokus steht natürlich auch das Training selbst. Trainiere ich mit einem Ganzkörpertraining, ist eine 6-Tage-Woche auf diese Art und Weise nahezu unmöglich. Werden nur einzelne Muskelgruppen trainiert, ist eine 6-Tage-Trainings-Woche durchaus möglich.

Wichtig ist, dass man sein Trainingspensum regelmäßig steigert. Am Anfang empfiehlt es sich, sich noch auf wenige Trainingstage zu konzentrieren. Besonders wichtig ist es natürlich, dabei auf seinen eigenen Körper zu hören. Dieser weiß am besten, ob noch ein Trainingstag mehr möglich ist, oder ob man sich doch noch einen Tag Ruhe gönnen sollte.

Outdoor Gym statt Fitnessstudio

Die Sommerzeit steht vor der Tür, kein Wunder also, dass die meisten Menschen ins Fitnessstudio gehen, um ihren Körper in Form zu bringen. Wer Calisthenics betreibt, braucht sich nicht in einem Fitnessstudio anmelden.

Zu Beginn des 21. Jahrhunderts hat die Stadt New York begonnen innerhalb der urbanen Gebiete zahlreiche Sportparks zu errichten. Diese Parks mit diversen Klimmzugstangen und Hangelstrecken ermöglichen es den Sportlern ohne Gewichte zu trainieren und doch einen perfekt geeigneten Ort für die Ausübung ihres Sports zu haben. Vorbeiziehende Fußgänger werden zu den von manchen benötigten Zuschauern, um noch einen besonderen Kick zu erhalten.

Diese Sportparks haben inzwischen auch ihren Weg über den großen Teich nach Deutschland gefunden. In nahezu jeder großen Stadt befindet sich bereits eine Art „Trimm-Dich-Pfad" oder „Parcours Park", wie sie in

Calisthenics

Deutschland häufig genannt werden, die sich perfekt zur Ausführung von Calisthenics Übungen eignen. Dort, wo sie aus dem Boden sprießen, werden sie direkt belagert, denn Calisthenics ist im Kommen und wird von den begeisterten Anhängern gefeiert.

Das Krafttraining und der damit einhergehende Muskelaufbau werden also nach draußen verlagert. Dabei gibt es neben den Calesthenics Parks zahlreiche Dinge, die sich als Trainingsgeräte anbieten, wobei sich manche mehr als potentielle Geräte eignen und andere weniger. Der Kreativität und Spontanität sind dabei keine Grenzen gesetzt. So können Push-Ups auch einfach und schnell im Park durchgeführt werden oder Klimmzüge beispielsweise an einem Spielplatz.

II. Übungen mit dem eigenen Körpergewicht

Der Einstieg in diesen Sport

Wer mit einer neuen Sportart beginnt, benötigt häufig einen Trainingsplan. Dieser hilft dabei, Organisation und Durchführung der neuen Sportart zu erleichtern und zeigt welche Übungen wie, wann und vor allem wie oft durchgeführt werden sollen. Der Grundsatz bei Calisthenics, nämlich, dass alles spontan und kreativ ablaufen soll, steht dabei eigentlich im Gegensatz zu eben diesen Trainingsplänen. Als Gerätewird das Angebot der Umgebung genutzt, das individueller nicht sein könnte, und die äußerlichen Umstände ändern sich ständig – vor allem je nach Jahreszeit. Macht ein Trainingsplan also überhaupt Sinn, wenn man erfolgreich mit Calisthenics durchstarten will?

Wie bei vielen anderen Sportarten auch erleichtert ein Trainingsplan vor allem Anfängern den Einstieg in die Sportart. So kann man sich, bevor man auf seine eigenen Erfahrungen zurückgreifen kann, an erprobten Trainingsabläufen orientieren, die sich bereits für andere bewährt haben. Denn die Kraft-Übungen, vor allem diejenigen, die als Basics gelten, wiederholen sich stetig,

Calisthenics

sodass an dieser Stelle ein Trainingsplan durchaus für den nötigen Überblick sorgen kann. Einen beispielhaften Trainingsplan findest Du am Ende des Buches.

Wichtig ist jedoch, dass ein Trainingsplan immer individuell an deinen aktuellen Trainingsstand angepasst werden muss. Erinnere dich hierbei an die Grundregel immer auf deine eigenen Körper zu hören.

Beim Einstieg in den Sport ist es auch sinnvoll, sich die passenden Handschuhe zu besorgen. Diese geben den Halt, der bei den unterschiedlichen Choreografien und Übungen wichtig ist. So rutscht man nicht von den Trainingsgeräten ab, weil eventuelle Schweißbildung an den Handinnenflächen den Griff beeinträchtigt. Gleichermaßen sind Handschuhe sinnvoll, um unschöne Druck- und Abriebstellen zu vermeiden, die beim Training durchaus entstehen können. Beim Kauf sollte man lediglich darauf achten, dass keine Handgelenkstützen dabei sind. Diese können den Bewegungsablauf von Calisthenics einschränken und entlasten die Handgelenke. Dies ist kontraproduktiv, will man doch genau das Gegenteil erreichen und die Gelenke an das neue Training gewöhnen.

Eric Rise

Krafttraining zu Hause

Muskelaufbau ist quasi überall möglich. Jedoch braucht man auch hier eine Anleitung, denn sonst werden die Übungen nicht korrekt ausgeführt. In erster Linie sollte der Mythos geklärt werden, ob Muskelaufbau überhaupt ohne die entsprechenden Geräte möglich ist. Es sei gesagt: ja, jedoch läuft das Ganze etwas anders ab und es benötigt ein paar Tricks, um effizient zu wirken.

Egal wo man trainiert, ist es im ersten Schritt wichtig, dass man Ausführung und Ablauf einer Übung korrekt wiedergibt. Das muss immer wieder trainiert werden. Wird die Übung falsch ausgeführt, können Verletzungen entstehen, die den Trainingserfolg zum Stoppen bringen. Es ist also bei Calisthenics besonders wichtig, dass die einzelnen Übungen, immer wieder geübt werden, bis der perfekte Bewegungsablauf steht.

Des Weiteren bedarf es einiger nützlicher Hilfsmittel für zu Hause. Normalerweise ist dies, genauso wie einige Geräte, nicht von Nöten, jedoch haben sich Produkte mehr oder minder bewährt.

Üblich ist es, dass man mit zahlreichen Hilfsmitteln, die man in und um die eigenen vier Wände findet, ein vollwertiges Krafttraining durchführen kann. Man muss nur wissen, wie man bestimmte Gegenstände für sich nutzen kann und diese entsprechend in das Training einbauen. Diese Gegenstände sind beispielsweise Tische, Bänke, Spielplätze, Geländer und vieles mehr.

Das Fitnessstudio

Diejenigen, die sich mit Calisthenics beschäftigt haben, gehen selten in ein Fitnessstudio. Ziel ist es, dass man sich eben nicht darin aufhält, wenn es um das Training geht. Es kann aber in manchen Situationen einfach nicht anders entschieden werden, sei es, weil das Wetter einem einen Strich durch die Rechnung macht oder aber weil man auf die Schnelle einfach keinen besseren Trainingsplatz findet.

Wer draußen mit dem Training beginnen möchte, muss auf einiges achten. So benötigt er ein Geländer, ein Spielplatz oder ähnliches, um das Training durchzuführen.

Man kann sich aber im Fitnessstudio durchaus Ideen holen. Jedoch darf man auch nicht vergessen, dass es sich bei Calisthenics vordergründig um Übungen handelt, die mit dem eigenen Körpergewicht absolviert werden. Bei Übungen mit zusätzlichem Gewichtsind übrigens besonders Freihantelübungen geeignet. Diese bringen mehr, als Übungen, die man an einer Maschine durch führt. Es lohnt sich also, möchte man nicht auf zusätzliches Gewicht verzichten, auf Kurz- oder Langhanteln zurückzugreifen. In jedem Fall werden damit die Muskelgruppen viel mehr gefordert als durch Maschinen, die die Bewegungsabläufe bereits vorgeben.

Outdoor Gym

Vor allem diejenigen, die sich bereits seit vielen Jahren mit Calisthenics beschäftigen, wird das Fitnessstudio allein nicht mehr zusagen. Man wird sich auf die Suche nach etwas Neuem begeben, will sich neuen Herausforderungen stellen. Dabei ist es vor allem das Trainieren im Freien, welches den Feinschliff für erfolgreiches Calisthenics Training gibt. Das Training im Freien zeichnet sich durch zahlreiche Vorteile aus und sorgt garantiert für die Körperanstrengung, die man sich vorstellt. Besonders beliebt ist das sogenannte Outdoor Gym, weil man dadurch all seine Trainingseinheiten im Freien und an der frischen Luft durchführen kann. Dies motiviert ungemein...

Die meisten, die nicht wissen, dass man seine Muskeln auch ohne Hanteln und Gewichte trainieren kann, wissen auch nicht, dass es in ihrer Umgebung ein Outdoor Gym gibt. Diejenigen, die Calisthenics wirklich akribisch verfolgen, trainieren bei Wind und Wetter im Freien, egal ob es stürmt, regnet oder schneit.

Beachtenswertes

In erster Linie ist es wichtig zu wissen, dass Muskelmasse nicht immer mit Kraft gleich gesetzt werden kann. Oftmals ist es jedoch so, dass den muskulösen Menschen viele Kraftreserven zugesprochen werden. Kraft ist eine Konsequenz des Muskelaufbaus. Doch woher kommt dieses Phänomen? Und wie kann man selber dafür sorgen, dass Kraft aufgebaut wird?

Durch die Eigengewichtsübungen bei Calisthenics werden nicht nur Muskeln trainiert, die klein und isoliert sind, sondern auch ganze Muskelgruppen. Der Körper hat so die Möglichkeit, Spannung aufzubauen, um die Übungen konsequent und richtig durchführen zu können.

Änderung der Ernährung

Auch bei Calisthenics sollte die Ernährung ausgewogen sein. Sie muss sich der körperlichen Betätigung anpassen. Dabei stellt sich für viele natürlich die Frage, was eine ausgewogene Ernährung überhaupt ist. Beim Training verbrennt man üblicherweise jede Menge Kalorien. Daher werden natürlich auch solche benötigt. Doch nicht alle Nährstoffe sind gut und es sollte darauf geachtet werden, welche dem Körper zugeführt werden. Die Unterscheidung der Makronährstoffe erfolgt zwischen Proteinen, Kohlenhydraten und auch Fetten. Die

Höchstleistungen, die der eigene Körper schaffen kann, hängen maßgeblich von den richtigen Nährstoffen ab.

An dieser Stelle sei gesagt, dass es wichtig ist, dass man vielfältig und natürlich auch regelmäßig isst. Gleichermaßen sollte die Ernährung bunt gestaltet werden. Das heißt, dass die Mischung zwischen Milchprodukten, Reis, Fisch, Brot, Obst, Fleisch, Nüssen, Ölen und Gemüse nicht fehlen darf.

Das soll nicht heißen, dass man sich mit Zettel und Stift wappnen muss, und immer skizziert, was man gegessen hat, um eben genannte Liste zu vervollständigen. Eher sollte man darauf achten, dass man sich doch wenigstens wöchentlich durch die Liste der Lebensmittel arbeitet. Dabei ist es nicht nur die Anzahl der Kalorien in den Lebensmitteln, die von großer Bedeutung ist, sondern auch die Zusammensetzung der Nahrungsmittel und Mahlzeiten.

Wichtig ist an dieser Stelle auch, dass man sich mit den einzelnen Nährstoffen grob auskennt. Dazu muss man diese in erster Linie kennen. Nachfolgend werden die Hauptnährstoffe Proteine, Kohlenhydrate und Fette näher betrachtet. Bei einer ausgewogenen Ernährung ist es wichtig, dass man alle drei Bestandteile der Nahrung aufnimmt. Jedoch kommt es hier auf das Maß und das richtige Verhältnis an.

a. Proteine

Proteine sind umgangssprachlich auch als Eiweiße bekannt. Das Muskelgewebe besteht hauptsächlich aus Eiweißen und so sind diese natürlich auch eine grundlegende Basis, wenn es um die Ernährung geht. Proteine haben die verschiedensten Zwecke. Unter anderem reparieren sie das Gewebe und fördern den Zellaufbau.

Wir unterscheiden zwischen tierischen und pflanzlichen Proteinen. Tierische Proteine sind vor allem in Milchprodukten, Fleisch, Eiern und Fisch zu finden. Pflanzliche Proteine sind vor allem in Hülsenfrüchten, wie etwa Erbsen, Linsen oder auch Bohnen zu finden.

b. Kohlenhydrate

Kohlenhydrate werden in der heutigen Zeit häufig mit Übergewicht oder Gewichtszunahme in Verbindung gesetzt. Jedoch sollte man hier, wie bei den anderen Nährstoffen auch, auf positive und negative Einflüsse eingehen. Ein gewisser Anteil an Kohlenhydraten muss auch bei einer ausgewogenen Ernährung enthalten sein.

Kohlenhydrate können gute, als auch schlechte Eigenschaften haben.Ein bekanntes Phänomen ist derzeit die Low-Carb-Diät. Die Kohlenhydrate werden hier auf ein Minimum reduziert, so dass die Einlagerung von überschüssigem Fett vermieden werden soll. Jedoch hat das nichts mit einer ausgewogenen Ernährung zu tun.So sorgen Kohlenhydrate dafür, dass Muskeln bei Beanspruchung mit den nötigen Nährstoffen versorgt werden. Kohlenhydrate sind die Hauptenergiequelle des menschlichen Körpers und somit ebenfalls wichtig für eine ausgewogene Ernährung. Viele Kohlenhydrate sind vor allem in den Produkten Reis, Nudeln, Bohnen, Kartoffeln und auch Brot enthalten.

c. Fette

Fetten wird ebenfalls einiges Negatives nachgesagt. So sollen sie direkt mit Nahrungsaufnahme auf die Hüften wandern. Doch hierbei handelt es sich nicht um einen Mythos. Fette sind ein weiteres Grundgerüst für eine ausgewogene Ernährung.

Man solle jedoch zwischen „guten" und „schlechten" Fetten unterscheiden. Wer darauf setzt, auf Fette zu verzichten, weil dies ungesund sein soll, arbeitet genau in die entgegengesetzte Richtung. Wer auf ausgewogene Ernährung setzt beziehungsweise sich auch gesund ernähren will, sollte nicht auf eine ausreichende Fettzufuhr verzichten.

So ist es die richtige Mischung zwischen guten und schlechten Fetten, die uns dabei helfen, die Leistung bei einem kräftezehrenden Workout zu erhöhen. Genau das, was wir bei Calisthenics also brauchen. Fett gilt als bester Energieträger überhaupt und ist im Körper für die Produktion der Hormone mitverantwortlich.

Gute Fette sind beispielsweise in Nüssen, Lachs und Olivenöl zu finden. Schlechte Fette dagegen stellen eine Gefahr dar, vor allem, wenn sie in großen Mengen verzehrt werden. Es ist wichtig, dass man bei schlechten Fetten auf die Dosierung achtet. Schlechte Fette sind zum Beispiel in Keksen, süßen Brotaufstrichen, Pommes und Chips enthalten.

III. Trainingsmethoden

Die Grundübungen

a. Liegestütz

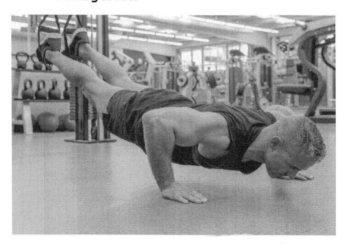

aa. Einführung

Den Liegestütz oder auch Push-Ups genannt, kommt eine besondere Bedeutung zu. Nicht umsonst werden diese immer wieder im Zusammenhang mit den drei wichtigen Grundübungen (Liegestütz, Kniebeuge, Klimmzüge) genannt, wenn es um das Training mit dem eigenen Körpergewicht geht. Die Schwierigkeit dieser Übung mag vielleicht niedrig anzusetzen sein, jedoch ist ihre Effektivität enorm und wem dies dennoch zu leicht ist, kann sie in verschiedenen Formen variieren. Mit dem Standardliegestütz, wie er hier dargestellt werden soll, wird in erster Linie der große Brustmuskel (*musculus pectoralis major*) angesprochen, der für ein volles, schönes Volumen sorgt. Jedoch sind auch die unterstützenden Körperpartien nicht außer Acht zu lassen. So wird neben der Brust auch noch der Trizeps (*musculus triceps barchii*), der vordere Teil des Deltamuskels (*musculus deltoideus*), der Knorrenmuskel (*musculus anconaeus*) sowie der vordere Sägemuskel (*musculus serratus anterior*).

Folglich wird mit dem Liegestütz mehr trainiert, als auf den ersten Blick vermutet. Deshalb sollte diese Übung unbedingt in jedes Portfolio gehören.

ab. Die korrekte Ausführung

Ein Liegestütz ist nicht gleich Liegestütz. Betrachtet man Sportler, wird man leider häufig eine inkorrekte Ausführung der Übung beobachten und genau da liegt der Grund, weshalb viele sagen, diese Übung sei langweilig und ineffektiv. Genau das Gegenteil ist der Fall, denn wenn man den Liegestütz richtig macht, erzielt man große Erfolge und kommt definitiv ins Schwitzen.

In der Ausgangssituation begibst Du dich auf die Knie und stützt dich mit deinen Händen etwa schulterbreit vor dem Körper ab. Dabei sollten die Hände in etwa auf Höhe deiner Brust sein. Wenn Du einen festen Stand mit deinen Händen erreicht hast, musst Du nun die Beine nach hinten ausstrecken, sodass deine Füße auf deinen Zehenspitzen stehen.

Verharre kurz in dieser Haltung und achte dabei von Beginn an auf zwei wesentliche Dinge. Deine Beine, dein Oberkörper und den Kopf sollten in dieser Position eine möglichst gerade Linie bilden. Kontrolliere Dich selbst und achte darauf, dass Du immer wieder in diese Position zurückkehrst. Besonderes Augenmerk sollte hier auf der Hüftregion liegen. Achte darauf, dass Du deinen Hintern nicht nach oben schiebst, aber auch deine Hüfte nicht durchhängen lässt. Ebenfalls ist es sehr wichtig, dass Du auf die Haltung der Arme achtest, um deine Gelenke zu schonen. Achte darauf, dass die Arme nie ganz durchstreckt sind, sondern stets eine kleine Beugung im Ellenbogen haben. Ein paar Grad reichen schon aus.

Beginne nun damit, den Körper nach unten abzusenken, ohne die Spannung in deinem Körper zu verlieren, achte auf dein Becken und darauf, gerade wie ein Brett zu bleiben. Die Ellenbogen zeigen beim Absenken nach außen und die ganze Bewegung wird von deinen Armen und deiner Brust erledigt. Die Bewegung endet kurz bevor deine Nase den Boden berühren würde. Während des Absenkens atmest Du kontrolliert ein. Wenn Du kurz vor dem Boden angekommen bist, beginnst Du damit, auszuatmen und die gleiche Bewegung in die entgegengesetzte Richtung auszuführen. Achte erneut auf deine Körperhaltung und darauf, dass die Bewegung ausschließlich von Brust und Arm durchgeführt werden und die Ellenbogen nach außen zeigen, bis Du wieder in der anfänglichen Ausgangssituation angekommen bist.

Den größtmöglichen Erfolg erzielst Du, wenn die Ab-

Calisthenics

wärtsbewegung sowie die Aufwärtsbewegung jeweils in etwa eine Sekunde dauern.

ac. Für Anfänger

Für all diejenigen, denen die klassische Variante des Liegestützes jedoch noch zu anstrengend ist, hat die Möglichkeit, eine vereinfachte Methode zu wählen. Der Ablauf ist dabei ähnlich wie bereits oben beschrieben. Zunächst begibst Du dich auf die Knie und stützt deinen Körper mithilfe deiner Arme etwa schulterbreit und auf Brusthöhe vor dir ab. Jedoch lässt Du jetzt die Knie auf dem Boden und hebst lediglich die Füße. Der Ablauf der Bewegung sowie die Atmung verbleiben wie beschrieben. Durch die Knie, die durchgehend auf dem Boden verbleiben, erleichterst Du deinem Körper jedoch etwas Gewicht, wodurch die Übung einfacher wird.

Wer von diesen einfacheren Liegestützen problemlos ca. 20-25 Stück schafft, ist bereit, sich der klassischen Variante zu widmen.

ad. Handgelenke schonen

Von besonderer Wichtigkeit ist die Handhabung der Handgelenke, da hier der Großteil des Körpergewichtes aufliegt. Von Natur aus macht jeder den Liegestütz mit der flachen ausgestreckten Hand auf dem Boden. Sehr wohl ist dies die gängigste Variante, jedoch können hier auf Dauer Schmerzen im Handgelenk entstehen, da die

Hände überstreckt werden können.

Eine andere Variante sind die Liegestütze, die Du auf den Fäusten durchführst. Die Körperhaltung ist hier grundsätzlich dieselbe, jedoch ballst Du deine Hände zu einer Faust und setzt diese vor deinen Körper. Zwar mag diese Art den ein oder anderen etwas schmerzen, führt man sie jedoch auf einer weichen Unterlage durch, überwiegen die positiven Eigenschaften. Die Hand wird bei hier nicht überstreckt, sondern verbleibt in einer natürlich Haltung. Des Weiteren wird die Brust durch die geringere Auflagefläche ein Stück weiter beansprucht, was zu größerem, schnellerem Trainingserfolg führen kann.

ae. Weitere Variationen

Eine besonders gute Variante, die Liegestütz effektiv und Gelenkschonend durchzuführen, ist es, spezielle Griffstücke zu verwenden, die in jedem Sportgeschäft zu erwerben sind. Diese sind speziell für diese Übung konstruiert und erlauben die Durchführung ohne ein Überstrecken der Hand oder den Einsatz der Fäuste.

Wer regelmäßig trainiert wird schnell Erfolge verbuchen können, woraufhin die Frage aufkommt, wie man diese Übung etwas anspruchsvoller gestalten könnte. Oft wird angeraten, einen Rucksack mit Gewichten zu nehmen, um die Bewegung zu erschweren. Von dieser Variante ist dringend abzuraten, da mit zusätzlichen Gewichten auf dem Rücken nicht mehr gewährleistet werden kann,

Calisthenics

dass die Spannung im Körper erhalten bleibt, vor allem im Bereich der Hüfte ist oft festzustellen, dass diese durchhängt. Darin liegt ein Verletzungsrisiko! Es ist daher sinnvoller, seine Füße auf eine erhöhte Plattform zu stellen, beispielsweise auf eine Bank. Durch den erhöhten Körpermittelpunkt lastet mehr Arbeit auf Brust und Arm, woraufhin die Trainingsintensität erhöht wird, jedoch kann im Gegensatz zu der Variante mit Rucksack eine straffe Körperhaltung gewährleistet werden.

b. Klimmzug

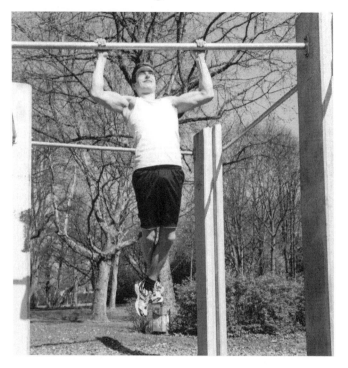

ba. Einführung

Klimmzüge gehören ohne Zweifel zu den grundlegendsten und wichtigsten Übungen im Bereich des Sportes, besonders bei Calisthenics. Besonders beliebt ist diese Übung, weil sie ohne großes Equipment auskommt, einfach durchzuführen ist aber einen enormen Trainingsreiz setzt. Je nach Griffweite und Art lassen sich die unterschiedlichen Muskelpartien gesondert stark reizen. Die wichtigsten Muskelpartien sind der Breite Rückenmuskel (*musculus latissimus dorsi*), die unteren Fasern des Kapuzenmuskel (*musculus trapezius pars ascendens*), der große und kleine Rauten Muskel (*musculus rhomboideus minor et major*) und der große Rundmuskel (*musculus teres major*) – kurz um fast die gesamte Rückenpartie. Neben diesen wichtigen Muskelpartien werden ebenfalls in erheblichem Maße die Hilfsmuskeln beansprucht, nämlich der Rückenstrecker (*musculus erector spinae*), der Bizeps (Musculus biceps bachii), der Armbeuger (*Musculus brachialis*) und der Oberarmspeichenmuskel (*musculus bachioradialis*)

Wie bereits angesprochen lässt sich die Trainingsintensität durch die Veränderung des Griffes stark variieren. Die drei wichtigsten Arten sind: Klimmzüge im Obergriff (*Ristgriff*), im Untergriff (*Kammgriff*) und im neutralen Griff (*Hammergriff*).

bb. Die korrekte Ausführung

Die Durchführung der Klimmzüge ist denkbar simpel und eine absolut natürliche Bewegung für den Körper. Die Ausführung der Übung ist vom Prinzip her jedes Mal gleich, egal in welcher Variation des Griffes Du sie machen möchtest. Zu Beginn hängst Du dich im gewünschten Griff an die Klimmzugstange. Achte unbedingt auch hier darauf, dass Deine Arme nicht komplett durchgestreckt sind, sondern in einem minimalen Winkel gebeugt sind. Deinen Rücken musst Du bei der Übung durchgestreckt lassen, achte darauf, in kein Hohlkreuz zu verfallen. Deine Beine kannst Du entweder gerade hängen lassen oder nach hinten anwinkeln. Dann beginnst Du deinen Körper nach oben zu ziehen. Die Bewegung wird dabei von deinen Armen und deinem Rücken gesteuert, die Ellenbogen zeigen nach außen. Während der gesamten Bewegung nach oben atmest Du ein. Die Aufwärtsbewegung endet, sobald Du Dein Kinn über die Klimmzugstange gezogen hast. Während der Abwärtsbewegung atmest Du aus. Achte in der Endposition darauf, dass Deine Arme nicht ganz durchgestreckt sind, sondern leicht angewinkelt bleiben, um die Gelenke zu schonen.

Bei Klimmzügen im Obergriff zeigt der Handrücken in deine Richtung. Dieser Griff sorgt für eine besondere Beanspruchung der kleineren Rückenmuskulatur, die für das Breitenwachstum verantwortlich ist. Da die kürzeren Stränge angesprochen werden, ist diese Variante deutlich schwieriger als die Anderen.

Bei Klimmzügen im Untergriff zeigen die Handinnenseiten zu Dir. Hier werden besonders die großen Muskelpartien beansprucht, weshalb die Übung etwas leichter fällt. Jedoch wird hier ein Großteil der Arbeit auch von den Armen absolviert und vor allem der Bizeps beansprucht.

Bei Klimmzügen im Hammergriff zeigen die Handrücken nach außen. Der Trainingseffekt liegt wie bei den Klimmzügen im Untergriff vor allem auf den Armen und den großen Rückenmuskeln.

bc. Ellenbogen und Schultern schonen

Der häufigste Fehler bei Klimmzügen liegt in dem Durchstrecken der Arme. Da der gesamte Körper in der Luft hängt stellt diese eine enorme Belastung für die Ellenbogen dar, die durch leichtes Anwinkeln der Arme in der Ausgangs-und Endposition geschont werden können.

Des Weiteren sollte es vermieden werden, die Beine zum Schwung holen zu nutzen, da dies zu Verletzungen an der Schulter und im unteren Rücken führen kann.

bd. Weitere Variationen

Sollte es irgendwann nicht mehr ausreichen, Klimmzüge mit seinem eigenen Körpergewicht zu machen, gibt es verschiedene Möglichkeit, diese Übung schwieriger zu gestalten.

Eine Variante ist die Verwendung von Gewichtswesten. Der Vorteil liegt im Besonderen darin, dass die Westen das zusätzliche Gewicht adäquat auf dem Körper verteilen und so eine punktuelle Überbelastung vermeiden. Dadurch entsteht keine Veränderung des Körperschwerpunktes und die Übung kann wie gewohnt durchgeführt werden. Negativ ist jedoch, dass es Gewichtswesten meist nur in bestimmten Gewichtsklassen zu kaufen gibt und eine angepasste Gewichtsgröße erschwert.

Eine weitere Variante sind Dip-Gürtel (*Gewichtsgürtel, Weighted Belt*). Hierbei handelt es sich um Gürtel, die durch eine Kette an der Vorderseite die Aufnahme von Hantelscheiben ermöglichen. Wer allerdings nicht bereit ist, einen solchen Gürtel zu kaufen, kann auch zu einem herkömmlichem Springseil aus Hanf oder Polypropylen greifen und sich dieses wie einen Gewichtsgürtel mit Hantelscheiben um den Körper binden.,

Calisthenics

c. Kniebeuge

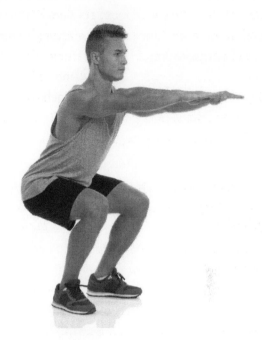

ca. Einführung

Die dritte Übung im Bereich der Grundübungen stellt die Kniebeuge dar. Auch ohne das Hinzuziehen von extra Gewichten kann diese Übung bei richtiger Durchführung sehr intensiv und fordernd sein. Außerdem wird man durch das Beherrschen der Grundbewegung ideal auf das Training mit Zusatzgewichten vorbereitet. Die Kniebeuge eignet sich deshalb besonders gut, weil sie diverse Muskelpartien der unteren Körperhälfte abdeckt und zwar den vierköpfigen Oberschenkelmuskel (*musculus quadrizeps femoris*), den Beinbizeps (*muscu-*

lus biceps femoris) und den großen Gesäßmuskel (*musculus gluteus maximus*). Des Weiteren werden ebenfalls der oft unterschätzte Rückenstrecker (*musculus erector spinae*) sowie der dreiköpfige Adduktor (*musculus adductor*) beansprucht.

cb. Die korrekte Ausführung

Du beginnst die Übung in stehender Position, indem Du Deine Beine etwa schulterbreit aufstellst und in den Knien eine leichte Beugung hast, um die Gelenke nicht übermäßig zu beanspruchen. Die Arme kannst Du entweder vor der Brust über Kreuz legen oder aber waagerecht ausstrecken, um etwas Balance zu halten. Im Rücken bildest Du ein leichtes Hohlkreuz, indem Du den Po nach hinten heraus drückst. Beuge nun deine Beine mit Hilfe deines Kniegelenkes, stell Dir dabei vor, Du versuchst Deinen Po auf einer geraden Linie Richtung Boden zu bringen, als würdest Du dich auf einen imaginären Stuhl setzen wollen. Während der gesamten Bewegung atmest Du tief ein. Drücke nun Deinen Körper wieder nach oben, indem Du von den Fersen aus Druck aufbaust. Dabei atmest Du aus. Achte die ganze Zeit über darauf, dass dein Oberkörper unverändert und straff bleibt, während die Beine die gesamte Arbeit verrichten.

cc. Weitere Variationen

Natürlich lässt sich auch diese Übung mit Gewichten erweitern. Es ist jedoch darauf zu achten, dass der Bewegungsablauf perfekt funktionieren muss, bevor man sich daran wagt, den Körper weiter zu belasten. Die klassische Variante der Kniebeuge wird mit einer Langhantel durchgeführt. Dazu greifst Du die Langhantel und legst sie auf deinen Schultermuskeln oder auf deinem Kapuzenmuskel ab. Der Griff ist dabei weiter als schulterbreit und die Ellenbogen müssen soweit es geht nach hinten zeigen. Die eigentliche Bewegung ist vom Ablauf her genauso, wie bereits bei den normalen Kniebeugen beschrieben. Eine andere Variante, ohne zusätzliches Gewicht, ist die einbeinige Kniebeuge. Bei dieser bleibt die Grundsituation gleich, jedoch hältst Du hier nicht nur deine Arme vorgestreckt parallel zum Boden, sondern auch ein Bein wird vor dir ausgestreckt und sollte im Idealfall 90° zum Körper betragen. Diese Stellung behältst Du während der gesamten Übung bei, bis Du das Bein wechselst.

Eric Rise

Übungen für Fortgeschrittene

a. Dips

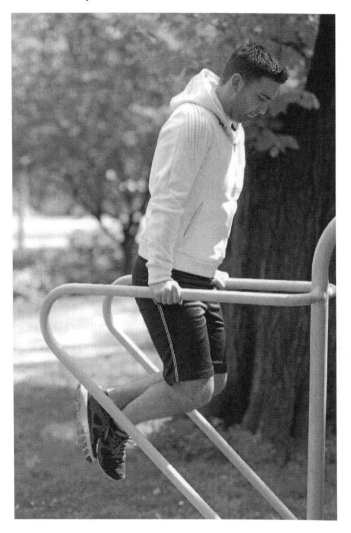

aa. Einführung

Die Dips sind eine klassische Übung, die in den Bereich der Fortgeschrittenen fällt, da sie extrem anstrengend ist und einen enormen Kraftaufwand benötigt, um das eigene Körpergewicht am Barren zu bewegen. Sie eignet sich besonders gut, um einen großen Teil des Bewegungsapparates zu trainieren, nämlich den Trizeps (*musculus triceps brachii*), den Knorrenmuskel (*musculus anconaeus*), den vorderen Teil des Deltamuskels (*musculus deltoideus pars clavicularis*) sowie den großen Brustmuskel (*musculus pectoralis major*).

Diese Übung ist oft in Verruf geraten, da sie angeblich die Schultergelenke zu sehr belasten würde, was darin begründet ist, dass sie oftmals falsch ausgeführt wird. Hier werden Dir zwei Varianten vorgestellt und erklärt, die dir einen großen Trainingserfolg bieten und dabei das Verletzungsrisiko gering halten.

ab. Die korrekte Ausführung

Zuerst begibst Du dich in den Stütz, indem Du dich an dem Barren mit neutraler Griffhaltung fest hältst, Deine Arme sind dabei leicht angewinkelt, um die Gelenke zu schonen. Du hast die Möglichkeit, diese Übung in zwei Varianten durchzuführen, je nachdem, welchen Muskel Du hauptsächlich beanspruchen möchtest.

Die erste Möglichkeit ist, die Brust intensiver zu trainieren, um genau zu sein, den unteren Brustmuskel. Dazu solltest Du dein Kinn auf Deine Brust legen, die Beine soweit es geht nach hinten strecken und den Oberkörper nach vorne lehnen. Du beginnst die Übung, indem Du deinen Körper mit Hilfe deiner Arme absenkst und dabei einatmest. Deine Ellenbogen zeigen während des gesamten Ablaufes nach außen. Wenn deine Oberarme in etwa 90° zum Boden stehen, ist die Bewegung beendet, Du beginnst auszuatmen und den Körper wieder nach oben zu drücken. Achte darauf, dass Du mit deinen Ellenbogen stets nach außen gedrückt verbleibst. Am Ende der Bewegung achte darauf, dass Du Deine Arme nicht komplett durchstreckst, sondern einen leichten Winkel in den Ellenbogen beibehältst.

Die zweite Möglichkeit ist, den Trizeps mehr zu beanspruchen, also deine Arme in den Fokus zu rücken. Hier verbleibt dein Oberkörper aufrecht, Dein Blick ist geradeaus und das Kinn berührt die Brust nicht. Die Ellenbogen zeigen hier nicht nach außen, sondern nach hinten und werden während der gesamten Übung eng am Körper geführt. Achte darauf, dass dein Rücken ein leichtes Hohlkreuz bildet, damit deine Bandscheiben nicht gefährdet werden. Der Bewegungsablauf ist der Selbe, wie oben beschrieben. Bei der Abwärtsbewegung atmest Du ein, führst Deinen Körper nach unten, die ganze Arbeit verrichten ausschließlich deine Arme. Wenn die Oberarme ca. 90° zum Boden stehen, beginnst Du auszuatmen und drückst dich erneut nach oben.

ac. Schone deine Schultern & Ellenbogen

Achte während des gesamten Trainings unbedingt darauf, dass deine Oberarme nie mehr als 90° gebeugt werden, da sonst ein Verletzungsrisiko in den Ellenbogen besteht. Wenn Du dich weiter herunter beugst kann es ebenfalls sein, dass der Druck auf die Schultergelenke erhöht wird, was zu einem Verletzungsrisiko führen kann.

ad. Weitere Variationen

Sollte man keinen Barren zur Verfügung haben, gibt es die Möglichkeit, Dips auch beispielsweise an einer Bank durchzuführen. Dazu wählst Du die Mitte einer Bank und stellst dich mit dem Rücken zu ihr. Du umfasst die Polsterung der Bank mit deiner linken und rechten Hand neben dem Po. Nun schiebst Du deinen Po und deine Beine nach vorne, bis Du auf den Hacken stehst. Wenn Du von den Füßen bis zum Kopf eine gerade Linie gebildet hast, hast Du genau die richtige Körperhaltung. Beginne nun Deinen Körper abzusenken, indem die Ellenbogen nach hinten zeigen und nah am Körper vorbei geführt werden. Währenddessen atmest Du ein. Wenn Du einen 90° Winkel mit den Oberarmen erreicht hast, ist die Abwärtsbewegung beendet, Du beginnst mit dem ausatmen und drückst Dich mit den Armen wieder nach oben. Bedenke, dass deine Arme nicht komplett durchgestreckt sein sollen, sondern in den Ellenbogen leicht angewinkelt bleiben.

b. Ausfallschritte

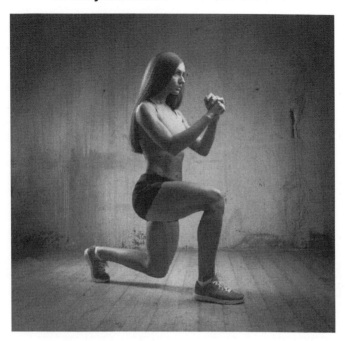

ba. Einführung

Die Ausfallschritte stellen eine gute Übung da, um neben den Kniebeugen die Beinmuskulatur effektiv zu trainieren. Dabei werden in erster Linie der große Gesäßmuskel (*musculus gluteus maximus*), der vierköpfige Oberschenkelmuskel (*musculus quadriceps femoris*) sowie der Beinbizeps (*musculus biceps femoris*) beansprucht. Obwohl diese Übung nicht ganz einfach ist und ein wenig Koordination benötigt, darf sie in keinem Trainingsplan fehlen, da sie ein enormes Potential bietet.

bb. Die korrekte Ausführung

In der Ausgangssituation stehst Du in etwa hüftbreit und aufrecht. Der Blick ist dabei geradeaus und Dein Rücken bildet ein leichtes Hohlkreuz, indem Du Deinen Hintern leicht nach hinten drückst. Nun machst Du einen Schritt nach vorne, dabei atmest Du ein. Achte darauf, dass Du die Schrittlänge so wählst, dass Deine Ober-und Unterschenkel einen Winkel von 90° nicht überschreiten und Dein vorderes Knie nicht über die Zehenspitzen hinaus ragt. Gehe also mit den Beinen so weit nach unten, bis dein Knie fast den Boden berührt. Deine Knie müssen während der gesamten Übung in die gleiche Richtung zeigen, achte also darauf, dass Du sie nicht versehentlich nach außen schiebst. Damit ist die Abwärtsbewegung beendet. Beginne nun mit dem Ausatmen und drücke Dich durch deine Beine wieder nach oben, bis Du die Ausgangssituation erreicht hast. Nun kannst Du das Bein wechseln oder mit dem Gleichen die Übung noch einmal machen.

bc. Schone deine Knie

Achte während der gesamten Übung unbedingt darauf, dass Du mit dem Ober-und Unterschenkel keinen spitzen Winkel bildest. Das bedeutet, dass Du den Winkel von 90° nicht überschreiten solltest, da sonst eine hohe Belastung auf dem Kniegelenk liegt, was zu Verletzungen führen kann. Probiere also vor einem harten Training erst einmal aus, welche Schrittlänge für Dich angemessen ist. Des Weiteren solltest Du darauf achten, stets die Balance zu halten, damit Du nicht versehentlich deine Knie nach außen drückst. Deine Knie sollten immer in eine Richtung, nämlich nach vorne, zeigen.

bd. Weitere Variationen

Eine weitere Möglichkeit, den Trainingsreiz etwas zu verstärken ist, den Ausfallschritt nicht nach vorne, sondern nach hinten durchzuführen. Durch diese Bewegung wird Deinem Balancegefühl mehr Arbeit abverlangt, was dafür sorgt, dass neben den großen Hauptmuskeln auch Deine Hilfsmuskulatur mit beansprucht und trainiert wird. Führe diese Übung jedoch erst durch, wenn Du Dich mit den normalen Ausfallschritten vertraut gemacht hast.

Calisthenics

c. Handstand

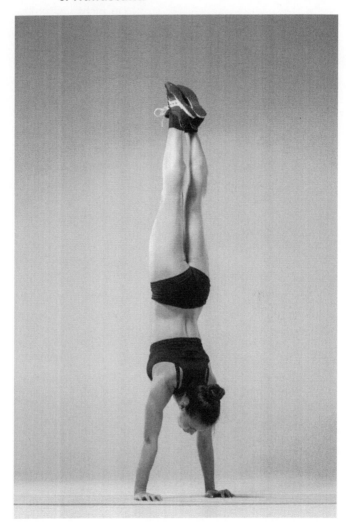

ca. Einführung

Der Handstand gehört definitiv zu den fortgeschrittenen Übungen, da viel Koordinationsvermögen erforderlich ist. Des Weiteren benötigst Du viel Kraft, um kleine Schwankungen auszugleichen und Dein Körpergewicht in gerader Position zu halten. Der Trainingseffekt ist sehr hoch und Du beanspruchst damit den Trizeps (*musculus triceps brachii*), den Deltamuskel (*musculus deltoideus*) sowie den Kapuzenmuskel (*musculus trapezius*).

cb. Die korrekte Ausführung

Es wird empfohlen, den Handstand an einer Wand zu üben, um Risiko des unkontrollierten Umkippens zu verringern. Dazu stellst Du Dich vor eine Wand und gehst in die Hocke. Deine Hände platzierst Du in etwa schulterbreit direkt an der Wand. Drücke Dich nun mit den Beinen schwungvoll nach oben, bis diese die Wand berühren. Es bietet sich an, vielleicht erst ein Bein vor zu bringen und das Andere hinterher zu ziehen, um ein Gefühl für die Bewegung zu bekommen. Sobald die Füße die Wand berühren, strecke diese nach oben. Es ist wichtig, dass Du bei dieser Übung eine gute Körperspannung aufrechterhältst. Deine Ellenbogen sollten wieder leicht angewinkelt sein, von Kopf bis Fuß bildest Du eine gedachte kerzengerade Linie.

Calisthenics

cc. Schone deinen Rücken

Achte unbedingt darauf, dass deine Rumpfspannung aufrecht bleibt und Du nicht mit deiner Wirbelsäule in eine Richtung wegknickst, da dies recht schmerzhaft sein kann. Das Hauptaugenmerk liegt darauf, eine straffe Körperhaltung aufzubauen und diese halten zu können.

cd. Weitere Variationen

Eine Möglichkeit, diese Übung deutlich schwieriger zu gestalten ist, im Handstand einen Liegestütz durchzuführen. Die Ausgangssituation ist wieder der Handstand. Beginne nun, deinen Körper langsam und kontrolliert abzusenken, indem deine Ellenbogen nach außen gedrückt werden. Die Abwärtsbewegung ist beendet, sobald deine Arme einen 90° Winkel erreicht haben, bevor dein Kopf den Boden berührt. Achte darauf, dass der Kopf, würdest Du ihn absetzen, nicht direkt zwischen den Händen aufsetzen würde, sondern leicht davor. Dadurch ist eine Entlastung der Schulter gewährleistet und das Verletzungsrisiko minimiert.

d. Crunches

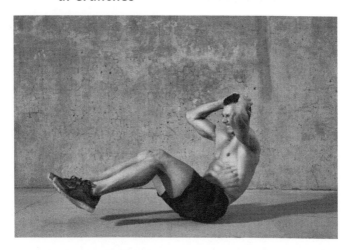

da. Einführung

Crunches sind neben den klassischen Sit-Ups die wohl bekannteste Übung, um die Bauchmuskeln zu trainieren. Der Vorteil gegenüber den Sit-Ups liegt allerdings darin, dass Crunches wesentlich schonender für die Wirbelsäule sind. Die Übung ist auch von Anfängern leicht zu erlernen und benötigt keinerlei Equipment. Trotz der Einfachheit bieten Crunches einen sehr guten Trainingsreiz und beanspruchen in erster Linie den geraden Bauchmuskel (*musculus rectus abdominis*), den pyramidenförmigen Muskel (*musculus pyramidalis*) und den schrägen Bauchmuskel (*musculus obliquus abdomins*).

Calisthenics

db. Die korrekte Ausführung

Für die Ausgangssituation legst Du dich flach auf den Boden. Winkle nun Dein Bein so an, dass Du mit den Fußsohlen flach auf dem Boden stehst. So hast Du den besten Winkel für eine schonende Durchführung. Deine Beine sollten dabei unbedingt hüftbreit auseinander sein, nicht mehr, nicht weniger. Verschränke nun Deine Arme hinter dem Kopf, sodass deine Fingerspitzen die Rückseite Deines Kopfes berühren und deine Ellenbogen nach außen zeigen. Achte auf eine natürliche Kopfhaltung, der Kopf sollte nicht in den Nacken fallen, das Kinn sollte jedoch auch nicht auf der Brust aufliegen, der Blick ist nach schräg oben gerichtet. Nun beginnst Du, deine Brust in Richtung deiner Knie zu bewegen, Du ziehst also deinen Oberkörper an einer imaginären Linie nach oben und atmest dabei aus. Dein Oberkörper sollte sich dabei leicht einkrümmen. Nun ist die Aufwärtsbewegung beendet und Du beginnst damit, den Körper kontrolliert abzusenken und dabei einzuatmen. Achte darauf, dass Du deinen Körper nicht völlig absenkst und auf den Boden legst. Wenn die Schulterblätter kurz davor sind, den Boden zu berühren, ist die Bewegung beendet. Achte darauf, dass sich nur dein Oberkörper bewegt. Deine Arme und dein Kopf bleiben die gesamte Zeit über unverändert.

dc. Schone deinen Nacken

Achte während der gesamten Übung unbedingt darauf, dass Du Deine Hände nicht hinter dem Nacken verschränkst, sondern immer mit deinen Fingerspitzen den Kopf berührst. Der Kopf muss immer in der neutralen Position gehalten werden, auch ein Berühren des Kinnes an der Brust ist ungesund und kann zu Verletzungen im Nackenbereich führen. Ebenfalls solltest Du vermeiden, mit den Armen und den Ellenbogen Schwung zu holen, da dies die Bewegung und den Trainingserfolg abfälscht.

dd. Weitere Variationen

Es gibt viele Möglichkeiten, die Crunches abzuwandeln und weitere Trainingsreize zu setzen. Beispielsweise kannst Du die Arme hinter dem Kopf gerade nach hinten strecken, statt sie an hinter dem Kopf anzuwinkeln. Des Weiteren kannst Du während der Aufwärtsbewegung eine Drehung in der Körpermitte, auf Bauchnabelhöhe, vollziehen, als würdest Du mit deinen Ellenbogen die Knie berühren wollen. Dadurch werden die seitlichen Bauchmuskeln stärker in den Fokus gerückt.

Calisthenics

e. Burpees

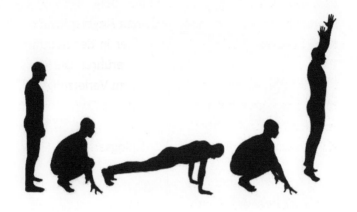

ea. Einführung

Burpees gehören zu den schwierigsten Ganzkörperübungen, wenn man sie richtig macht. Da sie viel Fehlerpotential bieten, solltest Du diesen Abschnitt sehr genau lesen und verstehen. Die große Besonderheit des Burpees ist, dass sie keinerlei Equipment benötigen, aber einen sehr hohen Trainingsreiz an den gesamten Körper senden. Du beanspruchst nahezu jeden wichtigen Muskel, nämlich den Trizeps (*musculus triceps brachii*), den Deltamuskel (*musculus deltaoideus*), den Knorrenmuskel (*musculus anconaeus*), den vorderen Sägen Muskel (*musculus serratus anterior*), den Rückenstrecker (*musculus erector spinae*), den vierköpfigen Oberschenkelmuskel (*musculus quadrizeps femoris*), den Beinbizeps (*musculus biceps femoris*), den großen Gesäßmuskel (*musculus gluteus maximus*) und den großen Brustmuskel (*musculus pectoralis major*). Du siehst also, wie unglaublich wichtig diese Übung ist, da sie nahezu den kompletten Körper abdeckt.

eb. Die korrekte Ausführung

In der Ausgangsposition stehst Du aufrecht und Deine Füße sind etwa schulterbreit auseinander. Nun gehst Du schwungvoll in die Hocke über, wobei deine Knie sich vor dem Oberkörper befinden, platziere deine Hände seitlich auf dem Boden, mit den Handinnenseiten nach unten. Diese Position sieht ähnlich aus wie die Ausgangsposition des Handstandes. Beginne damit, deine Beine explosiv nach hinten zu strecken, um die Position des Liegestützes zu kommen. Wichtig ist, dass Du beide Beine gleichzeitig nach hinten bringst und dein Körpergewicht in der Zeit nur auf den Armen lastet. Aus dieser Position heraus machst Du einen Liegestütz, wie Du ihn bereits gelernt hast. Die Bewegung findet nur mit den Armen und der Brust statt. Achte darauf, dass dein Körper eine gerade Linie bildet und darauf, dass dein Becken steif ist und nicht durch hängt. Nachdem Du einen Liegestütz gemacht hast und dich wieder in der Ausgangsposition befindest, drückst Du Deine Füße vom Boden ab und ziehst sie in Richtung deiner Brust, um wieder in die Hocke zu kommen, aus der Du vorher in den Liegestütz übergegangen bist. Anschließend vollführst Du einen Strecksprung. Drücke Dich aus der hockenden Position mit ganzer Kraft deiner Oberschenkel nach oben. Dabei solltest Du deinen Oberkörper komplett aufrichten und deine Arme über den Kopf heben. Springe so stark ab, dass Deine Füße für kurze Zeit den Boden verlassen. Sobald Du wieder landest, begibst Du dich ohne Pause zurück in die hockende Position und beginnst die Übung im selben Ablauf von vorne. Wichtig ist, dass die einzelnen Phasen dieser Übung ohne Pause dazwischen durchgeführt werden und somit wie eine fließende Bewegung aussehen.

ec. Achte auf Körperhaltung und Muskelspannung

Wichtig ist, dass Du die ganze Zeit über darauf achtest, dass deine Körperspannung aufrechterhalten bleibt. In den Übergängen der einzelnen Phasen musst Du unbedingt darauf achten, deinen Körper zu kontrollieren. Bei dem Übergang in Hocke solltest Du es beispielsweise vermeiden, dich fallen zu lassen, sondern einen kontrollierten Übergang zu finden. Die Spannung in der Rumpfmuskulatur ist ebenfalls extrem wichtig, da sonst der Rücken gekrümmt wird, was zu Verletzungen führen kann.

ed. Weitere Variationen

Es gibt Möglichkeiten, den Burpee leichter, als auch schwieriger zu gestalten. Die leichtere Variante und für Anfänger geeigneter ist diese, dass der Liegestütz weggelassen wird, sprich Du deine Beine nach dem Sprung in den Liegestütz sofort wieder anziehst und zum Strecksprung übergehst. Eine weitere Variante ist, den Körper in Gänze auf dem Boden abzulegen, statt einen kompletten Liegestütz zu machen. Für Profis gibt es die Variante, den Burpee unter einer Klimmzugstange zu machen und vom Strecksprung direkt in einen Klimmzug überzugehen. Diese Variante sollte allerdings nur von Sportlern in Betracht gezogen werden, die schon einige Jahre Trainingserfahrung haben.

f. Muscle-ups

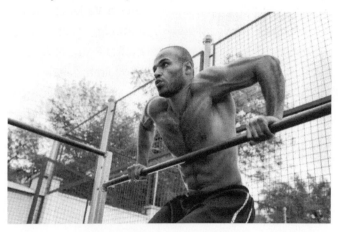

fa. Einführung

Die Muscle-Ups gehören wohl zu den imposantesten Übungen im Bereich der Calisthenics und auch gleichzeitig zu den Schwersten. Dabei stellen sie nahezu eine Ganzkörperübung dar, da sehr viele Muskelpartien beansprucht werden. Anhand der beanspruchten Muskeln kannst Du dir in etwa vorstellen, wie wichtig diese Übung ist und was für ein enormes Potential sie beinhaltet. Beansprucht werden der Breite Rückenmuskel (musculus latissimus dorsi), die unteren Fasern des Kapuzenmuskel (musculus trapezius pars ascendens), der große und kleine Rauten Muskel (musculus rhomboideus minor et major) und der große Rundmuskel (musculus teres major) – kurz um fast die gesamte Rückenpartie. Neben diesen wichtigen Muskelpartien werden ebenfalls in erheblichem Maße die Hilfsmuskeln beansprucht, nämlich der Rückenstrecker (musculus erector spinae), der Bizeps (Musculus biceps bachii), der Armbeuger (Musculus brachialis) und der Oberarmspeichenmuskel (musculus bachioradialis), der Trizeps (musculus triceps brachii), der Knorrenmuskel (musculus anconaeus), der vorderen Teil des Deltamuskels (musculus deltoideus pars clavicularis) sowie der große Brustmuskel (musculus pectoralis major). Du wirst feststellen, dass der Muscle-Up eine Kombination aus dem klassischen Klimmzug und dem Dip darstellt. Diese Übung ist sehr schwer und bedarf viel Training, aber der Aufwand lohnt sich allemal, da die Effekte auf den Körper überdurchschnittlich hoch sind.

fb. Die korrekte Ausführung

Zu Beginn hängst Du dich an eine Klimmzugstange. Achte unbedingt auch hier darauf, dass Deine Arme nicht komplett durchgestreckt sind, sondern in einem minimalen Winkel gebeugt sind. Deinen Rücken musst Du bei der Übung durchgestreckt lassen, achte darauf, in kein Hohlkreuz zu verfallen. Deine Beine kannst Du entweder gerade hängen lassen oder nach hinten anwinkeln. Dann beginnst Du deinen Körper nach oben zu ziehen. Die Bewegung wird dabei von deinen Armen und deinem Rücken gesteuert, die Ellenbogen zeigen nach außen. Während der gesamten Bewegung nach oben atmest Du ein. Interessant wird es, sobald Du mit deinem Kopf über der Stange angelangt bist. Nun musst Du beginnen, Deine Ellenbogen explosionsartig nach oben, am Rücken vorbei, auf Höhe Deiner Schultern zu bewegen. Die dadurch entstandene Bewegungsenergie sollte Dich in die Position gebracht haben, die noch von den Dips kennst. Drücke Dich nun wie bei den Dips mit Hilfe deiner Arme und deiner Brust über die Klimmzugstange, bis Du die Ausgangsposition wie bei den Dips erreicht hast. Achte darauf, dass die Arme in den Ellenbogen leicht angewinkelt sind. Die gleiche Bewegung, die Du gerade für die Aufwärtsbewegung gemacht hast, mache nun für die Abwärtsbewegung. Knicke deine Ellenbogen leicht ein, bis Du mit dem Kinn knapp über der Klimmzugstange bist und rotiere dann mit den Ellenbogen wieder unter die Schulterhöhe in die Endposition des eigentlichen Klimmzuges. Senke deinen Körper nun ab, bis Du dich wieder in der anfänglichen, hängenden, Position befindest.

fc. Körperspannung ist das A und O

Achte während der gesamten Übung darauf, dass deine Körperspannung aufrecht erhalten bleibt. Ein Wackeln oder Schwungholen mit den Beinen birgt ein Verletzungsrisiko im Bereich des Rückens und der Lenden. Du solltest den Übergang zwischen Klimmzug und Dip unbedingt üben, zur Not lass Dir von erfahrenen Sportlern helfen. Diese Übung bedarf viel Training, aber Du wirst sehen, dass es sich lohnen.

Eric Rise

Übungen für Profis

a. Front Lever

aa. Einführung

Der Front Lever ist eine hoch professionelle Übung zur Steigerung der Muskulatur in der Körpermitte. Sie beansprucht sowohl die Grundzüge eines Klimmzuges, als auch eines Crunches sowie sämtliche Partien des Schultergürtels. Das Spektrum der beanspruchten Muskeln ist dabei so groß, dass das Potential als sehr hoch einzuschätzen ist. Das Problem ist, dass viele Sportler es nicht schaffen, die erforderliche Körperspannung aufzubringen, die für diese Übung von Nöten ist. Das häufigste Problem ist das Abknicken der Hüfte, sobald man sich in der horizontalen Position befindet. Das ist völlig normal und passiert jedem, der sich das erste Mal mit dieser Übung beschäftigt. Die positiven Effekte sind jedoch nicht von der Hand zu weisen, weswegen man sich zwingend damit beschäftigen sollte. Mit dieser Übung trainierst Du direkt sehr viele Muskeln auf einmal, den breiten Rückenmuskel (*musculus latissimus dorsi*), den Bizeps (Musculus biceps bachii), den vierköpfige Oberschenkelmuskel (*musculus quadrizeps femoris*), den Deltamuskels (*musculus deltoideus)* dengeraden Bauchmuskel (*musculus rectus abdominis*), denpyramidenförmigen Muskel (*musculus pyramidalis*).

Calisthenics

ab. Die korrekte Ausführung

Die Ausgangsposition ist wie bei einem Klimmzug, Du hängst dich also an eine Klimmzugstange. Jedoch ist es hier sehr wichtig, dass Du einen anderen Griff als bei den klassischen Klimmzügen anwendest. Die komplette Auflagefläche der Handinnenseite wird benötigt, um den enormen Kraftaufwand aufbringen zu können. Hier kommt der Hook-Griff ins Spiel. Du solltest deine Hand soweit auf die Stange legen, bis auch der kleine Finger sie umschließen kann, also wie beim normalen Ristgriff anfassen, jedoch das Handgelenk etwas nach oben schieben, sodass sich die Hand weiter um die Stange legen kann. Achte darauf, dass Deine Ellenbogen leicht angewinkelt sind, um Verletzungen vorzubeugen. Hebe nun die Füße vom Boden bringe deine Füße in einer rotierenden Bewegung 90° nach oben. Dein Becken ziehst Du ebenfalls soweit mit nach oben, dass im Endeffekt die Füße mit deinem Kopf in einer horizontalen Linie zum Boden hängen. Lediglich die Arme sind noch senkrecht zum Boden. Wichtig ist, dass der Schultergürtel dir beim Halten dieser Position hilft. Dazu ziehst Du deine Schulterblätter zusammen, um so Druck auf die Schulterblattmuskulatur aufzubauen und für entsprechende Stabilität zu sorgen. Das Becken solltest Du nach hinten kippen und nach oben drücken, um dem Knick in der Hüfte entgegen zu wirken. Achte unbedingt darauf, dass deine Bauchmuskeln angespannt bleiben. Es hilft, wenn Du die Zehen noch vorne kippst, dies hilft der Gesamtkörperspannung.

ac. Becken und Schultern müssen auf Spannung bleiben

Es ist besonders wichtig, dass Du immer daran denkst, dein Becken auf Spannung zu halten. Sollte Deine Körpermitte nach unten durchhängen, kann so eine Belastung für den Rücken entstehen, was insgesamt zu einer schwächeren Gesamtspannung führt. Ebenso solltest Du darauf achten, dass deine Schultern wie oben beschrieben angespannt und gehalten werden. Ein falsches Rotieren der Schulterblätter oder schlimmsten Falls ein Durchhängen kann die Schultergelenke negativ beeinflussen.

b. Dragon Flag

ba. Einführung

Die Dragon Flag ist eine hervorragende Bauchübung, die es auch Fortgeschrittenen ermöglicht, weitere Trainingserfolge zu erzielen. Die Schwierigkeit liegt darin, dass ein sehr hohes Maß an Körperspannung benötigt wird, um diese Übung korrekt durchzuführen. Neben dem Rückenstrecker (*musculus erector spinae*) werden auch noch der Gesäßmuskel (*musculus gluteus maximus*) und die geraden Bauchmuskeln (*musculus rectus abdominis*) beansprucht. Du trainierst somit also sowohl die Vorder-als auch die Rückseite deines Körpers.

bb. Die korrekte Ausführung

Am besten nutzt Du für diese Übung eine Bank oder etwas, an dem Du deine Arme festhalten kannst. In der Ausgangsposition legst Du dich flach auf den Rücken. Deine Arme nimmst Du hinter den Kopf und hältst Dich mit den Händen am Ende der Bank fest, sodass deine Ellenbogen ungefähr auf Höhe deiner Ohren sind. Dein Kopf liegt also auf gerader Linie zwischen dem Dreieck, was durch deinen Ober-und Unterarm gebildet wird. Deine Beine streckst Du komplett aus. Fange nun an, deinen Körper anzuspannen und die Beine nach oben zu heben. Stell Dir vor, Du würdest deine Füße über deinen Kopf heben wollen. Dabei bleibt die ganze Zeit über deine Körperspannung aufrecht erhalten. Achte darauf, dass Du in der Hüfte nicht einknickst, sondern in der Aufwärtsbewegung kerzengerade bleibst. Während der Aufwärtsbewegung atmest Du ein. Die Schulterblätter und der Kopf bleiben die gesamte Zeit über auf der Bank und bewegen sich nicht. Wenn Du ungefähr einen Winkel von 60° erreicht hast, beginne langsam auszuatmen und senke deine Beine wieder ab. Ein paar Zentimeter bevor deine Füße den Boden berühren würden, fängst Du erneut an, deine Beine zu heben.

bc. Vermeide das Hohlkreuz

Es ist bei dieser Übung sehr wichtig, dass es vermeidest, in ein Hohlkreuz zu verfallen. Sollte dies passieren geht deine Körperspannung verloren und es besteht ein Verletzungsrisiko für deine Bandscheiben.

bd. Weitere Variationen

Eine Möglichkeit, diese Übung etwas einfacher zu gestalten ist, wenn Du deine Knie in einem 90° Winkel angewinkelt lässt und zuerst deine Beine und dann deinen Rücken vom Boden abhebst. Durch die verkürzten Beine haben Deine Bauchmuskeln weniger Mühe, das Gewicht in die Luft zu heben.

c. Human Flag

ca. Einführung

Wenn man an Calisthenics denkt, ist das häufigste Bild, was die Leute im Kopf haben definitiv die Human Flag. Diese Übung ist besonders imposant und vor allem anstrengend. Ein regelmäßiges Training sorgt für eine exzellente Körperspannung und Kraft in der Körpermitte. Besonders entscheidend sind aber neben den Bauchmuskeln vor allem die Schulterpartien. Folgende Muskeln werden bei der Übung beansprucht und trainiert. Der breite Rückenmuskel (*musculus latissimus dorsi*), der Bizeps (Musculus biceps bachii), der vierköpfige Oberschenkelmuskel (*musculus quadrizeps femoris*),der Trizeps (*musculus triceps brachii*),der Deltamuskels (*musculus deltoideus)* der geraden Bauchmuskel (*musculus rectus abdominis*), der pyramidenförmigen Muskel (*musculus pyramidalis*) und der schrägen Bauchmuskel (*musculus obliquus abdomins*). Du siehst also, dass auch hier dein gesamter Körper beansprucht und trainiert wird. Für das Training benötigst Du eine feste senkrechte Stange, die im Idealfall einen Durchmesser von ca. fünf Zentimetern hat und ausreichend Platz bietet, um deine Hände zu platzieren.

cb. Die korrekte Durchführung

Zunächst musst Du schauen, an welcher Stelle der Stange Du am besten anfasst. Dabei hilft Dir eine einfache Regel. Du solltest so anfassen, dass deine Arme einen Winkel von 90° bilden, wenn sie in der Fahnenstellung sind. Deine obere Hand solltest Du etwa 15 Zentimeter über deinem Kopf platzieren, die Andere in gleicher Entfernung darunter. Es handelt sich hierbei nur um circa-Angaben. Welche Position für Dich am besten ist, wirst Du nur selbst feststellen können. Wichtig bei der Handstellung ist auch, dass die obere so gesetzt wird, dass der Daumen nach unten zeigt, während die andere Hand den Daumen oben hat. So erreicht man den Effekt, dass man gleichzeitig an der Stange zieht und sie wegdrückt, was eine größtmögliche Spannung ermöglicht. Stelle dich zu Beginn neben die Stange und bringe deine Arme in die entsprechende Position. Neige deinen Körper so, dass deine Arme und dein Kopf bereits nahezu die Position erreicht haben, wie sie sie am Ende haben sollen. Wichtig ist, dass Du jetzt deine Schultern anspannst, als würdest Du deine Schulterblätter auf dem Rücken zusammen führen wollen. Beginne nun damit, ein Bein gestreckt in die Luft zu heben, wobei deine Zehen in Richtung deines Blickfeldes gedreht sind und deine Hacken nach hinten zeigen. Baue Körperspannung auf und hebe nun dein anderes Bein hoch, sodass sich beide in der Luft berühren. Achte darauf, dass deine Schultern die Spannung aufrechterhalten und deine Arme in etwa einen Winkel von 90° haben.

cc. Becken und Schultern sorgen für Stabilität

Du solltest stets darauf achten, dass dein Becken gerade und stabil bleibt, also nicht nach vorne oder hinten wegknickt, da sonst die Stabilität in der Körpermitte verloren geht und zu unkontrollierten Bewegungen führt, die Verletzungen hervor rufen können. Gleiches gilt für den Schultergürtel. Du solltest immer darauf achten, hier genug Spannung zu haben, da Du den Körper sonst nicht in der Position halten kannst und unter Umständen deine Schultergelenke verletzt.

Eric Rise

Der perfekte Trainingsplan

Das besonders Schöne am Calisthenicstraining ist, dass man in der Gestaltung seines Trainings sehr frei ist. Du kannst also deine Übungen variieren und anpassen, je nachdem, wie gerade deine Lust und körperliche Verfassung ist. Besonders angenehm ist auch, dass Du Calisthenics eigentlich überall durchführen kannst, solange Du keine Klimmzüge machen möchtest. Für Anfänger ist es aber besonders wichtig, zu Beginn erst einmal strukturiert an das Training heran geführt zu werden. Es ist nämlich besonders wichtig, dass Du die Grundlagen beherrschst und damit eine solide Grundfitness aufbaust. Sei Dir aber über folgende Punkte gewiss:

Es dauert alles seine Zeit, wie immer im Leben. Muskeln können sich nicht von heute auf morgen aufbauen. Du solltest Dir immer wieder erreichbare Ziele setzen und diese abarbeiten. Motivation und stetiges Dabeibleiben wird Dir aber auf Dauer sichtbare, große Erfolge bescheren.

Achte immer auf die korrekte Ausführung Deiner Bewegungen, höre auf Deinen Körper. Es ist sehr wichtig, dass Du das Training nicht abfälschst, sondern Dich genau an die Anleitungen hältst, die Dir hier geboten werden. So vermeidest Du Verletzungsrisiken und kannst davon ausgehen, dass immer der richtige Wachstumsreiz an deinen Muskel gesendet wird.

Calisthenics

Das Zauberwort lautet Progression. Um weiter zu kommen, musst Du dich stetig dazu zwingen, mehr Wiederholungen, mehr Sätze, härtere Übungen und kürzere Pausen zu machen. So wirst Du größer und stärker, aber übertreibe es nicht. Denke an den Grundsatz, dass dein Körper immer recht hat, wenn er dir etwas sagt.

Ein typischer Trainingsplan für Dich könnte also am Anfang wie folgt aussehen.

Du führst pro Übung jeweils drei Sätze mit so vielen Wiederholungen wie möglich durch, allerdings ohne ein Muskelversagen zu erleiden. Dies entspricht dem Grundsatz der Progression. Am besten führst Du einmal alle Übungen ohne Pause durch und gönnst Dir dann 60sek Pause. Sei Dir Gewiss, auch wenn das auf den ersten Blick nicht viel zu sein scheint, ist dieses Training sehr anstrengend und zielführend.

Dein Trainingsplan lautet dann beispielsweise:

Klimmzüge

Dips

Liegestütz

Kniebeuge

Streckspünge

Eine andere Alternative wäre, dein Training in Zirkeln zu bestreiten, wobei Du nach jedem Zirkel 30sek Pause machst und den Kreislauf insgesamt 3 Mal wiederholst.

Ein Beispiel:

Zirkel A:

- Klimmzüge
- Dips
- Kniebeuge

Zirkel B:

- Liegestütz
- Strecksprünge
- Crunches

Diese Abläufe sind nicht in Stein gemeißelt. Du kannst die Übungen und Abläufe nach Deinem Belieben variieren und später auch Grundübungen mit denen von den Fortgeschrittenen kombinieren. Wichtig ist nur, dass Du motiviert und engagiert bleibst, dann kommt der Trainingserfolg von selbst.

Verhinderung von Verletzungen & Überbelastungen

Beim Lesen dieses Buches hast Du sicher festgestellt, dass immer wieder auf das Verletzungsrisiko eingegangen wird, wenn Du eine Übung nicht richtig durchführst. Nimm diese Regeln bitte unbedingt zu Herzen, damit Du auch noch lange Spaß an dem Sport haben wirst. Achte darauf, dass Deine Gelenke nie durchgestreckt sind und somit unnötig belastet werden, außerdem solltest Du immer ein Augenmerk auf dein Becken und Kreuz haben, es sollte sich immer in der jeweiligen Position befinden, die für die Übung angeraten wird.

Ganz wichtiger Bestandteil, Deinen Körper zu schonen und langfristig Freude am Sport zu haben ist, Dich entsprechend zu erwärmen. Die Erwärmung hat ganz wesentlich Vorteile, die Du immer beachten solltest.

Dein Stoffwechsel wird deutlich beschleunigt, dadurch wird mehr Energie freigesetzt

Verbesserte Durchblutung

Verbesserte Nährstoffversorgung

Das Atmungssystem passt sich der Belastung an

Deine Nerven funktionieren noch schneller, dadurch kannst Du schneller reagieren

Deine Gelenke werden besser mit Gelenkflüssigkeit versorgt, das minimiert das Verletzungsrisiko in beispielsweise Ellenbogen und Knien

Eine gute Art, sich zu erwärmen, ist moderates Joggen oder auch Seilspringen. Du sollst dabei keinen Marathon laufen, aber 5-10 Minuten können ausreichend sein, um bereits ein wenig aufgewärmt zu sein. Danach kannst Du weitere Übungen machen, wie beispielsweise ein Laufalphabet, Hampelmannspringen oder Intervallläufe. Wenn Du die Möglichkeit hast, bietet sich auch an, eine Runde Schwimmen zu gehen.

Nochmal: Es geht nicht darum, Dich komplett auszupowern, sondern deinen Körper auf die Anstrengungen vorzubereiten, die ihn bei Calisthenics erwarten werden.

Wenn Du all diese Punkte beachtest, bist Du bestens gerüstet, um verletzungsfrei durch Deine neue Lieblingssportart zu kommen.

Calisthenics

Eric Rise

Rechtliches & Impressum

Alle Angaben und Informationen in diesem Buch wurden sorgfältig ausgearbeitet. Ich bin bemüht alle Inhalte ständig auf dem aktuellen Stand zu halten. Dennoch sind Fehler und Unklarheiten nicht ausgeschlossen, weshalb ich keine Garantie für Richtigkeit, Aktualität, Qualität und Vollständigkeit meiner Inhalte geben kann. Die Texte und Bilder sowie sämtliche Illustrationen sind urheberrechtlich geschützt. Jegliche Veröffentlichung, ob gänzlich oder zu teil, ist streng untersagt und bedarf der ausdrücklichen Genehmigung des Herausgebers. Ein Verstoß hat rechtliche Konsequenzen. Weder der Herausgeber noch der Autor übernehmen Haftung für Personen- Sach- oder Vermögensschäden. Für Inhalte von den in diesem Buch abgedruckten Internetseiten sind ausschließlich die Betreiber der jeweiligen Internetseite verantwortlich.

Bildquellen
Coverfoto: ©blackday – Fotolia.com Übungen: ©David Pereiras – Fotolia.com, ©Picture-Factory – Fotolia.com, ©AleksandarMijatovic – Fotolia.com, ©studioloco – Fotolia.com, ©Schum – Fotolia.com, ©master1305 – Fotolia.com, ©UBER IMAGES – Fotolia.com, ©macello_design – Fotolia.com, ©Glebstock – Fotolia.com, ©ramonespelt – Fotolia.com

Impressum
Johannes Brenner
Wilhelm-Marx-Str. 60
90419 Nürnberg